ÉTUDE

SUR

LES CALCULS DU REIN

ÉTUDE

SUR LES

CALCULS DU REIN

PAR

EDMUND OLDFIELD

M. R. C. S. L. L. A. C. L.,

Membre de la Société pathologique royale de Londres , etc etc.

DOCTEUR EN MÉDECINE DE LA FACULTÉ DE PARIS.

Vita brevis, ars longa, occasio præceps, experientia fallax,
judicium difficile. Neque vero satis est, ad ea , quæ facto
opus sunt, præsto esse, sed et ægrum et eos, qui præsentes
sunt, et res externas, ad id probe comparatos esse oportet.

HIPPOCRATE , *traduction d'Anuce Foës*.

PARIS

A. PARENT, IMPRIMEUR DE LA FACULTÉ DE MÉDECINE,

31 , RUE MONSIEUR-LE-PRINCE , 31.

1863

TO

EDMUND OLDFIELD, ESQ.

OF

FOULDEN HALL

(NORFOLK—ENGLAND)

In hommage of those rare personal qualities, which have won for him such universal affection, and esteem : this rapid sketch of a disease, more insupportable from the complete moral prostration it occasions, than on account of the physical suffering so atrociously intense ; is respectfully dedicated by his nephew.

TO

HENRY THOMPSON

F. R. C. S. L. ETC.

Surgeon to University College Hospital;
Consulting Surgeon to the St-Marylebone Infirmary;
Fellow of University College;
Honorary corresponding member of the Société de chirurgie de Paris, etc., etc.

This small tribute in token of my gratitude for innumerable acts of personal kindness, admiration for his skill, and success, as a surgeon, and esteem for those high moral qualities endearing him alike to friends and patients, is respectfully dedicated by the author.

AVANT-PROPOS.

C'était notre intention d'adjoindre à notre sujet quelques
considérations anatomo-physiologiques sur les reins, et leur
existence presque universelle dans la série animale ; les variations de consistance de l'urine, et les rapports entre cette
consistance et la transpiration cutanée ; l'urine normalement acide ou normalement alcaline, etc., etc., suivies d'une
étude sur la fréquence relative des calculs dans ces diverses
conditions ; mais le temps, malgré notre bon vouloir, nous
a fait défaut.

On a cité le rein comme point de départ de tous les calculs urinaires depuis les temps les plus reculés ; nous ver-
rons plus loin avec quelle raison. Les uns sont bientôt expulsés au dehors et avec d'autant plus de facilité et de
promptitude, qu'ils se sont formés plus près de l'orifice des
conduits excréteurs de l'urine. Les autres s'échappent après
avoir produit divers accidents. D'autres séjournent dans le
réservoir urinaire et y demeurent, jusqu'à ce qu'une opération permette de les faire sortir. D'autres enfin naissent,
se développent et s'installent d'une façon permanente dans
les organes excréteurs de l'urine.

Nous nous occuperons spécialement des concrétions urinaires se formant dans le rein. Nous laisserons de côté les graviers fins ou sable qui s'échappent directement au dehors et constituent l'urine des graveleux. Nous parlerons de ces graviers devenus plus volumineux par un séjour plus long, et qui ne peuvent descendre sans produire des coliques néphrétiques, et, arrivés dans la vessie, s'échappent directement par l'urèthre, ou demeurent dans la vessie où ils forment le nucléus d'un calcul vésical; et enfin de ces concrétions qui de graviers sont devenues calculs, et, ne pouvant plus s'échapper par l'uretère, restent enclavées dans les reins où ils produisent la néphrite calculeuse.

ÉTUDE

SUR LES

CALCULS DU REIN

HISTORIQUE.

Depuis les temps les plus reculés on connaît les calculs du rein,
ou du moins on les a supposés. Hippocrate, qui a décrit les abcès
du rein et prescrit la néphrotomie, explique très-bien les accidents
des calculs du rein, la nature de la douleur, ses rémissions, la ré-
traction du testicule. Sa peinture des coliques néphrétiques est
exacte : les abcès, la suppuration consécutive aux calculs du rein,
seuls, sont plus difficiles à comprendre d'après ce qui se voit aujourd'hui, surtout au point de vue de la fréquence (1).

Arétée dit que tous les calculs se forment dans le bassinet des
reins; ils en prennent la forme et le volume. Comme la capacité de
ceux-ci répond au calibre des uretères, les calculs passent facilement
dans la vessie; mais, lorsqu'il n'y a qu'un seul calcul, il s'accroît à
tel point qu'il ne peut suivre la même route et arriver au même
but; lorsque ce dernier accident survient aux deux reins, les urines
se suppriment, et le malade périt très-promptement, sans qu'on

---

(1) Hippocrate, *de Affectionibus internis*.

2

puisse compter beaucoup sur l'efficacité de la ventouse et du bain d'huile.

Arétée a bien vu les phénomènes qui décèlent la présence d'un calcul dans le rein : une douleur part de la région lombaire, s'étend quelquefois jusqu'à la sixième ou septième côte, douleur qui était prise quelquefois pour une douleur de côté pleurétique; la stupeur et la gêne vers les hanches; la difficulté de s'incliner; une fièvre ardente et presque tous les accidents de la rétention (1).

Aetius a conservé un passage de Philagrius, auteur d'un traité sur le *calcul du rein*, où se trouvent ces mots : « Les personnes avancées en âge sont disposées surtout aux calculs des reins; ces derniers occupent ordinairement les bassinets; les calculs sont grands ou petits, en grand nombre ou en petit nombre; ils diffèrent par le volume, le poli ou l'âpreté des surfaces, et par la couleur tantôt noire, tantôt blanche ou cendrée. La douleur qu'ils causent se fait sentir dans les lieux qu'ils occupent, sans qu'il paraisse jamais de tumeur au dehors, à moins que la partie n'en soit tellement irritée qu'elle s'enflamme » (2).

Sydenham, Baglivi, F. Hoffmann et Boerhaave, connaissaient très-bien la colique néphrétique et sa relation avec les calculs du rein. Les travaux de chimie organique (3) de la fin du siècle dernier et du commencement de celui-ci ont enrichi nos connaissances anatomo-pathologiques, et modifié les traitements quelquefois bizarres auxquels avait recours l'antiquité, tel que le sang de bouc desséché qui était considéré, du temps d'Oribase, comme un excellent lithontri-

(1) Arétée, *de Causis et signis morb. chron.*, lib. II.
(2) Aetius, Tetr. III, serm. 3, cap. 12 et lib. XI.
(3) Consultez les traités de chimie de Fourcroy, Wollaston, Berzelius.—Rayer, *Maladies des reins;* Paris, 1839.—Civiale, *Traité de l'affection calculeuse;* Paris, 1838.
— Prout, *Nature and treatment of stomach and urinary affections;* London, 1826.

ptique. Les études sur les calculs urinaires, les discussions sur la pierre, comprirent les calculs du rein; les XVIᵉ, XVIIᵉ et XVIIIᵉ siècles discutèrent la néphrotomie; les *Mémoires de l'Académie de chirurgie*, de Lafitte et Hévin, sont remplis de cette histoire spéciale des calculs du rein.

Les ouvrages modernes, en Angleterre et en France, ont traité des calculs en général, de leur mode de formation, et des altérations de l'urine qui les engendrent. Tels sont le traité des dépôts urinaires de Golding Bird (1), récemment traduit en français, la sémiotique des urines de Becquerel (2), les leçons de M. Claude Bernard sur les liquides de l'économie (3).

Pour ce qui est des accidents des calculs rénaux, il faut encore citer les traités de pathologie interne de M. Grisolle, de Requin, etc. Chomel (4), dans son mémoire sur la néphrite, a fourni plusieurs faits de calculs du rein singuliers. Enfin une source féconde en enseignements est la collection des *Bulletins de la Société anatomique*, où se trouve consignée une série de faits que nous avons consultés avec autant de fruit que ceux de la Société pathologique de Londres.

Anatomie et physiologie pathologique.

Il y a entre la gravelle, les sédiments de l'urine des goutteux, et les calculs rénaux, une affinité, une relation du simple au composé, qu'il est difficile de négliger; où finit la gravelle, où commence le calcul du rein? Sans vouloir formuler une distinction, nous nous

---

(1) *Urinary deposits*, 4ᵉ édit.; London, 1854.

(2) *Sémiotique des urines;* Paris, 1841.

(3) *Leçons sur les propriétés physiologiques et les altérations pathologiques des différents liquides de l'organisme;* Paris, 1859.

(4) *Traité de la néphrite calculeuse.*

bornons à dire que les calculs du rein existent chez les graveleux
et les goutteux, et qu'ils semblent ressortir d'une disposition locale
qui préside à l'agrégation des dépôts urinaires, et d'une disposition générale de l'économie donnant à l'urine telle ou telle qualité.

M. Rayer divise les concrétions urinaires en graviers et en calculs.
Cette division anatomique vient en aide à l'exposition de notre sujet,
et nous étudierons seulement le deuxième groupe de concrétions urinaires dans le rein.

§ IER.

NATURE DES CALCULS.

Composition des calculs. Les calculs du rein sont simples ou composés :

1° Les calculs simples sont formés d'acide urique, d'oxalate de
chaux, de cystine, de phosphate ammoniaco-magnésien, et de
phosphate terreux ;

2° Les calculs composés sont des calculs phosphatiques et de
phosphate terreux, avec un noyau d'acide urique ou d'oxalate de
chaux et cystine.

Les calculs des deux groupes, dont M. Rayer a fait représenter de
nombreux exemples dans son Atlas, peuvent être colorés en noir,
en brun, en rouge. Ces différences de coloration tiennent, ou bien
à la matière colorante du sang et de l'urine, la purpurine, ou bien
à des matières colorantes développées dans l'urine, telles que la cya-
nourine de M. Braconnot, l'hémato-cristalline de M. Fordos, soup-
çonnée dans l'urine par Golding Bird, ou bien encore à des matières ingérées, comme l'encre, comme l'indigo, que l'on donne
contre l'épilepsie (1) et qui sont éliminées par les reins (2).

____

(1) Golding Bird, *De l'Urine et des dépôts urinaires,* chap. 11.

(2) B. Jones a trouvé des cristaux de cholestérine dans le rein d'un albumi-
nurique ; mais ce sel ne donne pas lieu dans le rein à la formation de calculs
(*Trans. of path. Soc.,* t. IV, p. 193).

Il n'y a pas pour les calculs du rein exception à la règle générale qui préside à la formation des concrétions urinaires. On trouve des calculs formés de phosphates terreux, avec un noyau d'acide urique (1). Dans l'ouvrage que nous avons cité se trouvent encore des calculs du rein à couches concentriques.

Nombre. Les calculs peuvent être uniques ou en grand nombre (2); dans ce dernier cas ils présentent des facettes comme les calculs multiples dans les autres cavités. Quelquefois, au lieu de présenter des facettes, ils sont comme emboîtés, ainsi que cela se voit dans une des pièces représentées dans l'Atlas de M. Rayer.

Forme. On peut avancer que les petits calculs affectent le plus souvent la forme sphérique ou ovoïde, tandis que les calculs plus gros sont irréguliers : les uns ont la forme d'un champignon, d'autres la forme d'un arbre de corail; et ce sont en général les calculs uniques qui ont cette forme; il en est quelques-uns même qui représentent le moule du bassinet et des calices. C'est ce qui a été vu dans une observation citée plus loin.

Situation. Au début les calculs sont libres, soit dans un calice, soit dans le bassinet. Plus tard, par le fait de leur développement, ils se trouvent emprisonnés dans un point, et ils continuent à s'accroître en déformant la cavité qu'ils occupent.

A la Société pathologique nous avons vu des collections de calculs rénaux présentés par MM. H. Thompson, Peacock, Wood, Gibb, Bennett, Thomas, Holmes, O. Ward, Croft, Leared, Hare, Bence-Jones, etc. (3).

---

(1) Rayer, *Atlas des maladies du rein,* pl. xiv, fig. 5.

(2) Coulson, *Disease of the bladder and prostate gland,* London. 1857, rapporte que Murat a vu dans le rein près de 10,000 calculs.

(3) *Transactions of the pathological Society of London* from 1853 to 1862.

Parmi les faits rapportés par ces auteurs il y a des calculs rencontrés chez des animaux : une souris, une perruche et des chevaux. L'un de ces calculs, chez un de ces derniers animaux, avait produit une fistule.

Toutes ces dispositions sont sujettes aux variations les plus extraordinaires (1) : elles sont la conséquence des états morbides du rein, des inflammations successives qui compliquent la présence du calcul dans le rein (2).

§ II.

COMPLICATIONS ANATOMO-PATHOLOGIQUES.

L'inflammation du bassinet est de règle dans l'affection calculeuse du rein. Une pyélo-néphrite s'établit peu à peu; la pyélite débute, la rougeur congestive de la muqueuse, des ulcérations même, ont été vues. Puis, comme si cette complication n'était point assez, l'inflammation du rein se surajoute à la disposition de l'urine, à la formation des calculs; des dépôts de phosphates terreux se produisent et encroûtent le premier calcul, ou en font naître de nouveaux qui passent dans la vessie et sont éliminés, et décèlent ainsi la présence du calcul principal.

Plus tard il se forme du pus en plus ou moins grande abondance; le rein participe ensuite à l'inflammation, il suppure; des kystes purulents prennent naissance; enfin, dans des cas plus exceptionnels, le tissu cellulaire extérieur au rein est envahi; il y a périnéphrite, suppuration, abcès autour du rein.

Les calculs, par leur seule présence, apportant un obstacle au cours de l'urine, deux cas peuvent se présenter : ou bien un seul calice est

-----

(1) J. Croft a vu un calcul en forme de corail, dont une portion descendait dans l'uretère (*Trans. of path. Soc.*, t. XII, p. 134).

(2) Syme, *Principles of surgery*.

oblitéré, ou bien le calcul oblitère l'origine de l'uretère, alors l'urine s'accumule au-dessus du point où l'écoulement du produit sécrété est entravé, et il se forme un kyste du rein, ou une hydronéphrose. Si par hasard une anomalie du bassinet existe et qu'il y ait un double uretère, ces accidents n'auraient lieu que s'il y avait un calcul à l'origine de chaque uretère. MM. H. Thompson (1) et Risdon Bennett (2), et Chopart (3) avant eux, ont vu des cas d'uretère double.

Des cas plus rares encore ont été observés. Chomel, dans son mémoire sur la néphrite, emprunte un fait de Ménière, où le rein s'était peu à peu atrophié, transformé en un kyste fibreux qui emprisonnait le calcul (4). Guerbois a rencontré un fait semblable (5). Nous en avons vu personnellement des exemples à la Société pathologique de Londres.

§ III.

MODE DE FORMATION DES CALCULS.

Ce chapitre, l'un des plus intéressants, mériterait à lui seul de faire le sujet d'une étude spéciale. Nous nous bornerons ici à des aperçus.

Les calculs se forment dans deux conditions : 1° une altération chimique de l'urine au moment de la sécrétion ; 2° une lésion vitale du rein, telle que l'inflammation.

1° L'acide urique est la base de la grande majorité des calculs de l'enfance; l'abondance de ce sel est sans contredit la manifestation d'une diathèse héréditaire, ou au moins d'une hérédité avec trans-

---

(1) Henry Thompson, *Path. trans.*, 1855.
(2) Risdon Bennett, *Path. trans.*, 1857.
(3) Chopart, *Encycl. des sciences med.*
(4) Chomel, dans Dictionnaire en 30 vol., art. *Rein.*
(5) Rayer, *Traité des maladies des reins*, t. III, chap. I.

formation de la maladie transmise. Elle est acquise dans l'âge adulte , et due le plus souvent à l'alimentation. L'acide urique se précipite en nature ou sous forme d'urate, ou encore à l'état d'oxalate de chaux surtout. On sait que l'acide oxalique est dans l'urine un degré d'oxydation de l'acide urique, au même titre que l'oxyde xantique (1).

La cystine, découverte par Wollaston, a été trouvée dans les calculs associée aux urates, à l'acide urique; elle existe en dépôt dans certaines urines, et se réunit assez rarement pour former un calcul. Les scrofuleux sont atteints de la diathèse cysturique un peu plus fréquemment que les autres individus.

2° Les dépôts de phosphates de chaux donnent lieu à la formation de calculs, en vertu de la diathèse phosphurique (2). Celle-ci est en général en relation avec des états généraux graves de l'économie, ou au moins, dans la plupart des cas, avec une lésion vitale du rein.

On a accusé la dyspepsie d'être une des principales causes des diathèses, surtout pour l'oxalurie (3) et la phosphurie, avec dépôt de phosphate ammoniaco-magnésien.

Les calculs de carbonate de chaux, rares chez l'homme, sont aussi le résultat des inflammations du rein, qui sécrètent du pus ou du muco-pus; l'acide de l'urine précipite les sels terreux du pus, et il y a dépôt calcaire. Une autre explication est devenue classique :

---

(1) Golding Bird (*loc. cit.*, cap. 9). On sait que l'acide oxalique a une grande affinité pour la chaux, vu l'existence régulière d'oxalate de chaux dans les urines chargées d'acide oxalique. Le Dr Owen Rees dit que les calculs où l'acide urique n'existe pas sont aussi rares que le tétanos.

(2) Nous entendons par diathèse phosphurique la constance de la qualité phosphatique de l'urine.

(3) M. Gallois (*De l'Oxalate de chaux*, 1859) n'admet pas une diathèse oxalurique; mais il suffit de se rappeler que l'acide oxalique est un degré d'oxydation de l'urée, une diathèse urique coexistant avec des urines oxydantes: on voit qu'une oxalurie peut exister.

pendant l'inflammation l'urine devient alcaline, et par conséquent impropre à maintenir en dissolution les sels qu'elle renferme.

La silice a été trouvée également partie essentielle d'un calcul dans l'urèthre d'un mouton ; cet acide a été trouvé chez l'homme dans un calcul non désigné par Yellowley (1). Golding Bird prémunit son lecteur contre ces faits auxquels il ajoute une médiocre confiance. S'il faut classer ces calculs dans une de nos deux séries, c'est à la seconde que nous croyons devoir les rattacher.

§ IV.

DES CARACTÈRES DE L'URINE DES MALADES ATTEINTS DE CALCULS DU REIN.

Ici nous retrouvons la même division que précédemment.

1° L'urine contient de l'acide urique en excès, qui se montre sous forme de cristaux flottants dans l'urine, et reconnaissable par le microscope. Ce sont des cristaux polymorphes, rhomboïdes, lamelleux ou prismatiques ; quelquefois en aiguille, ailleurs en cube, sous la forme de faux haltères parfois. Toutes ces variations de cristallisation doivent être signalées, et, accessoirement, il faut dire que Smith (de Dorpat) les attribue à la rapidité plus ou moins grande de la cristallisation.

Les urates ont chacun des caractères particuliers également variables, qu'on reconnaît par l'inspection microscopique de l'urine. Dans tous les cas, qu'il y ait dépôt d'acide urique ou d'urates, l'urine est toujours acide, et contient un excès d'urée qui se dépose sur le vase.

Les calculs d'oxalate de chaux ne se révèlent pas, quant à présent, par des caractères chimiques constants. Les caractères microscopi-

---

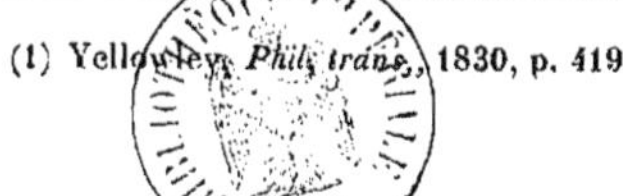

(1) Yellowley, *Phil. trans.*, 1830, p. 419.

ques ont une plus grande valeur. Les cristaux ont la forme d'une étoile à quatre branches, d'octaèdres haltères; ils sont solubles dans l'acide acétique.

« Les urines qui déposent de la cystine et ont donné lieu à un calcul de cette substance, dit Golding Bird, laissent déposer un sédiment couleur de miel. L'urine est neutre; elle exhale une odeur de rose sauvage ou de chou pourri. On peut retrouver dans l'urine des cristaux octaédriques, avec un noyau granuleux ; quelquefois des cristaux de cystine à contours irréguliers. »

Lorsque l'urine dépose des phosphates terreux, l'urine est acide quelquefois, alcaline souvent; on ne sait si on doit attribuer l'alcalinité plus à la présence du sel qui a déplacé les sels terreux formant le calcul, qu'à l'inflammation qui engendre, accompagne ou suit l'existence du calcul (1). Mais, ici encore, l'analyse chimique, l'examen microscopique de l'urine, feront reconnaître quels sont les sels en excès.

Avant de terminer ce qui a trait à l'anatomie pathologique des calculs rénaux, il faut dire ce qui a trait à l'urémie due aux calculs du rein. Il ne s'agit de résorption urineuse que dans le cas où les deux reins sont le siége de calculs ; la sécretion urinaire est arrêtée à sa source. Le malade garde tous les matériaux de décomposition que contenait l'urine, il meurt empoisonné par l'infection de son sang.

Mais une autre condition existe, et c'est elle qui donne raison à une explication de M. Claude Bernard. Les calculs du rein s'accompagnent assez souvent d'une néphrite, d'une gangrène du rein, d'une décomposition putride de l'organe; la mort arrive par résorption des produits altérés dans le rein.

Ces conclusions, auxquelles nous nous rattachons, montrent que

----

(1) Golding Bird pense que l'alcalinité de l'urine tient à ce que l'urée s'unit avec les éléments de l'eau pour former du carbonate d'ammoniaque.

l'urémie n'est pas pour nous seulement les phénomènes cérébraux qui terminent les maladies accompagnées des troubles de la sécrétion urinaire.

§ V.

Des lésions accessoires se rencontrent chez les individus atteints de calculs du rein, par exemple, un calcul vésical ; nous ne parlons pas des calculs biliaires chez les femmes, ils existent si souvent seuls que dans l'observation où des calculs du rein et du foie coïncident, il y a lieu d'attacher une très-faible importance à ce fait.

CAUSES.

Les maladies héréditaires, la goutte, la gravelle, — les calculs urinaires, se reproduisant, comme les générations alternantes dans les animaux inférieurs, — sont une des causes principales de la manifestation des diathèses urique, oxalurique, cysturique.

L'alimentation azotée, la vie sédentaire, le tempérament chlorotique, scrofuleux, prédisposent tantôt plus à une espèce tantôt plus à une autre, dans des cas particuliers peu connus.

Pour la phosphurie il y a certainement une influence héréditaire et diathésique, mais les états inflammatoires chroniques antérieurs ont au moins une part très-importante dans la cause productrice ou la cause déterminante de ces calculs. On trouve dans les antécédents de quelques malades atteints de ces calculs un coup, une chute, un effort, et le plus souvent des blennorrhées, des cystites et consécutivement des rétrécissements qui entraînent la stagnation de l'urine dans ses réservoirs ; les caillots sanguins peuvent devenir cause de corps étrangers.

Longtemps on a cru que les calculs du rein étaient le privilége de la vieillesse, l'antiquité l'avait admis, nous l'avons vu plus haut;

mais il y avait contradiction apparente, puisqu'ils admettaient que toutes les pierres se formaient dans le rein.

Des observations existent, qui prouvent que des calculs du rein peuvent se produire pendant la vie intra-utérine et dans l'extrême jeunesse.

Pierre Frank a vu des calculs rénaux chez un fœtus de 5 à 6 mois. Walther a enregistré un fait analogue. Loseke, Riedlin, Lieutaud (1), en ont observé chez des enfants au-dessous de 1 an. On trouvera plus loin une observation de calculs rénaux chez un enfant de 7 ans.

Au milieu des assertions diverses sur ce sujet, il n'est pas moins constant que les pierres du rein peuvent descendre dans la vessie ou demeurer dans le calice et le bassinet indépendamment des complications ; il serait peut-être bon de connaître la cause en vertu de laquelle certains calculs restent dans l'organe où ils sont nés, tandis que les autres sortent du rein à mesure qu'ils sont formés. On ne peut invoquer que deux seules raisons, leur enchatonnement dans un calice et la rapidité de leur développement.

Il y a de nombreuses observations de calculs du rein descendus dans la vessie ayant produit des calculs vésicaux. On opère, le malade meurt de calculs rénaux, telle est une observation de Covillard (2); il y en a d'autres. M. Marey, en 1857, a présenté à la Société anatomique un très-bel exemple de ce fait : il y avait des calculs de phosphate de chaux et de phosphate ammoniaco-magnésien. L'enfant avait été opéré de la pierre, puis guéri de l'opération. Pendant la convalescence, il fut pris de fièvre continue avec constipation opiniâtre. Ce qu'il présenta de particulier en fait de symptôme fut une éruption de plaques roses analogues aux plaques de la rougeole, puis il tomba dans un état d'algidité, comme dans le

---

(1) Rayer, *loc. cit.*
(2) *Obs. iatrochir.,* p. 3.

choléra (1). A l'autopsie, on découvrit dans un rein des calculs que
l'on n'avait pas soupçonnés pendant la vie.

Il est connu que dans un certain nombre de cas de calculs rénaux
de cette nature, l'irritation produite par l'opération sur la vessie
semble activer la formation de nouveaux calculs dans le rein.

SIGNES.

Si l'on consulte les traités classiques des maladies des voies
urinaires, on constate un fait que vérifie l'observation de chaque
jour : la difficulté de reconnaître les calculs d'un seul et même
des deux reins, dont la présence ne donne lieu ni à des accidents
aigus, tels que la colique néphrétique, ni à des accidents chroniques, tels que la pyélite. Bonet, dans son *Sepulchretum*, raconte
qu'il a ouvert le corps d'un prince, «dans le rein duquel il trouva
une pierre de trois onces et demie, tandis que dans l'autre rein il y
avait au moins cent petits calculs. Ce prince, pendant sa vie, ne
s'était jamais plaint de douleurs néphrétiques; il n'avait point rendu
de graviers ni éprouvé de difficultés d'uriner. » Boyer, qui rapporte
ce fait, dit que des pierres peuvent exister dans les reins sans donner
aucun signe de leur présence, sans altérer le rein et sans s'accroître.
Holmes a cité un cas de calculs énormes, en grand nombre, qui ne
produisirent aucun symptôme (2).

Voici des faits :

Un malade, âgé de 62 ans, entre à l'hôpital avec de l'ascite, de
l'œdème, envahissant presque toute la surface du corps ; le malade
urinait difficilement, il meurt. A l'autopsie, on trouve la vessie petite,
contractée, et ne renfermant point de calculs ; un rein en contenait
trois, deux d'entre eux, irréguliers, analogues pour la forme à des

---

(1) *Bulletins de la Société anatom.,* 1857. p. 298.
(2) M. F. Holmes, *Path. trans.,* 1859.

branches de corail noirâtre, et remplissant presque tout le bassinet; un autre moins considérable était placé dans un des calices, il y avait tout autour un peu de pus ; le malade avait en outre une hypertrophie du cœur et un emphysème pulmonaire.

La même année, chez un vieillard de 76 ans , un calcul était trouvé qui avait la grosseur d'une noix et était composé d'acide urique au centre et de phosphate de chaux à l'extérieur. Le malade chez qui ce calcul existait était goutteux depuis l'âge de 38 ans : il rendait des graviers dans son urine depuis cette époque ; il fut pris, cinq ans avant sa mort, d'une maladie de cœur qui l'emporta (1).

On a trouvé chez des malades des calculs volumineux dans les deux bassinets , occupant toute leur cavité et qui ne furent point reconnus. Ainsi ce fait :

M. Harman , interne des hôpitaux , présente à la Société anatomique des calculs rénaux en forme de coraux composés de phosphate ammoniaco-magnésien, recueillis chez une femme. Voici cette observation résumée.

Depuis longtemps cette femme voyait sa santé s'altérer; il y a six mois elle fut prise de diarrhée et de sueurs nocturnes, se mit à tousser, cracher du sang ; ses règles se supprimèrent. Elle consulta un médecin qui la traita pour une affection de poitrine : bientôt elle se mit au lit et entra à l'hôpital.

L'examen stéthoscopique fit reconnaître des tubercules, on diagnostique une phthisie pulmonaire; l'urine examinée n'a rien présenté de particulier, on ne soupçonna même pas une affection quelconque des voies urinaires, ni même un retentissement de la maladie principale sur la sécrétion de l'urine. Ce fait est un des plus concluants, et confirme pleinement ce que disaient Heurnius, Baglivi, Boyer.

Lorsque les calculs du rein se manifestent, c'est par la sortie de calculs avec l'urine; ce signe est pathognomonique surtout s'il coïncide

---

(1) *Bulletins de la Société anatom.*, p. 78 et 170.

avec des accidents aigus des calculs rénaux, la colique néphrétique. On le voit même dans ce cas, les signes des calculs biliaires sont ceux des complications, puisque l'expulsion d'un petit calcul ne peut signifier qu'il y a calcul du rein que quand il y a eu auparavant une colique néphrétique.

M. Rayer divise ainsi les phénomènes que l'on a vus accompagner la présence de calculs rénaux :

1° Colique néphrétique, suppression d'urine ;

2° Urine muqueuse, coliques avec intermittence et rémission, douleurs permanentes ou à peu près ;

3° Sécrétion purulente mêlée à l'urine ;

4° Urine purulente, tumeur rénale (1).

1° La colique néphrétique est le fait de petits calculs engagés dans l'orifice de l'uretère, déterminant l'accumulation d'urine au-dessus, et causant une douleur vive dans le point de l'uretère où ils sont maintenus par des contractions spasmodiques.

Voici les caractères de la colique néphrétique : les malades éprouvent une douleur vive, lancinante, exacerbante, continue, atroce, siégeant dans un côté de la région lombaire ; elle s'exaspère par les mouvements et la pression ; elle s'irradie vers les flancs et jusque dans le testicule, qui remonte vers l'anneau. La cuisse correspondante est froide et engourdie.

L'agitation est extrême, la sécrétion de l'urine est diminuée, l'urine est claire, quelquefois sanguinolente ; les malades ont des sueurs abondantes.

L'apyrexie la plus complète coexiste avec ces symptômes, quoique dans certains cas l'excès de la douleur puisse provoquer du délire et des convulsions.

---

(1) Copland (Dict.; London, 1858) a reproduit cette division et l'a mise plus en rapport avec la science d'aujourd'hui. Il a ajouté un cinquième degré : atrophie du rein, urine limpide.

Cet accident dure plus ou moins; on l'a vu durer deux jours. Il cesse brusquement. Les malades excrètent une quantité abondante d'urine, rendent quelquefois un gravier. .

Dans d'autres cas le rein s'enflamme, et les signes d'une néphrite aiguë apparaissent.

Les coliques néphrétiques ne se renouvellent avec fréquence que quand le gravier ne sort pas. Dans le cas contraire, on voit de longs intervalles séparer des accès de colique néphrétique.

2° Le calcul n'a pas été évacué, voyons les manifestations consécutives auxquelles il peut donner lieu. La répétition des coliques néphrétiques existe d'abord, puis un endolorissement de la région persiste dans l'intervalle de deux accès. Ces douleurs prennent un caractère pseudo-continu, avec des rémissions et des exacerbations; les malades éprouvent, à la pression, de la douleur et des maux de cœur. La constipation, alternant avec la diarrhée ou plutôt le ténesme, coïncide souvent avec la présence de calculs rénaux. En même temps, des dépôts muqueux existent dans l'urine, il y a quelques hématuries. A ce moment, les secousses dans une voiture occasionnent des douleurs et provoquent un nouvel accès.

3° Une pyélite se déclare, les douleurs deviennent continues, sourdes; la sécrétion de l'urine est altérée, l'urine est purulente; le pus, bien lié avec l'urine, indique son origine; quelques graviers peuvent être trouvés dans l'urine. Celle-ci présente les caractères que nous avons signalés en parlant de l'anatomie pathologique, et qui varient avec la nature du calcul.

Ici nous avons les signes d'une inflammation chronique du rein. Quelques signes dits pathognomoniques de cet état ont été mis en avant. On trouve dans le livre de M. Rayer une opinion de Pemberton, qui pensait que devant une urine sanguinolente, avec traces de pus et donnant une mauvaise odeur, on pouvait diagnostiquer une pyélite calculeuse. Cette conclusion n'est point forcée; une urine semblable s'observe aussi bien dans le cancer et les tubercules du rein que dans la pyélite calculeuse.

4° Enfin, par suite de la distension du bassinet, de l'oblitération plus ou moins complète de l'uretère, de kystes urinaires consécutifs dans le rein, celui-ci augmente de volume, il forme une tumeur. Hippocrate disait qu'elle faisait saillie en arrière, Rousset en avant; M. Rayer professe cette opinion (1). Cette tumeur est fluctuante, un peu douloureuse au toucher, rarement mobile à cause des adhérences qu'elle contracte avec les organes voisins; dans les premiers temps seulement elle est circonscrite d'une façon nette.

Les caractères de l'urine ont peu changé, ils sont dans le même état que dans la période précédente. Il y a quelquefois de l'albumine dans l'urine, qui tient à une dégénérescence de la substance propre du rein envahi par l'inflammation chronique.

Les malades ont des sueurs fréquentes.

A ce moment la tumeur peut s'ouvrir dans l'intestin, dans la cavité péritonéale. Ces deux accidents ont une grande gravité, la mort est une conséquence immédiate de l'ouverture dans le péritoine, la fièvre hectique arrive bientôt après une perforation de l'intestin.

Il est important de savoir s'il y a ou non pyélite calculeuse. M. Rollet (2) dit avoir observé sur un jeune homme de 26 ans un bruit particulier dû à la collision des calculs en percutant sur une tumeur rénale. M. Rayer n'ajoute qu'une foi médiocre à ce signe; il rapporte un fait de Howison, où un semblable bruit avait pu être perçu, disait le chirurgien, et à l'autopsie on ne trouva qu'un seul calcul.

---

(1) Rayer, *Pyélite calculeuse,* loc. cit., t. III.
(2) *Pyélite calculeuse,* thèse inaug., 1829.

MARCHE, TERMINAISON.

Les calculs du rein, suivis de pyélo-néphrite, après un temps plus ou moins long, pendant lequel le rein et la fonction urinaire ont été profondément gênés, finissent par déterminer l'atrophie du rein, la dégénérescence kystique de l'organe et sa destruction. Si les deux reins sont affectés, les malades deviennent en proie à une cachexie dont la forme a été désignée sous le nom d'*ischurie rénale*, et on retombe dans un des cas d'urémie, celui adopté par M. Cl. Bernard : l'élimination dérivée de l'urée par la muqueuse digestive, sa transformation sur place en carbonate d'ammoniaque, et son absorption. Cette conception est fondée sur les expériences d'extirpation des reins ; elle est voisine de celle de Frerichs, qui pense que l'urémie tient à ce que l'urée renfermée dans le sang se transforme en carbonate d'ammoniaque, et exerce alors une influence délétère sur l'économie.

Mais cette cachexie est terminée par une autre variété d'intoxication que nous avons signalée plus haut, la résorption de produits putrides altérés dans le rein.

Une fois arrivé au degré que nous venons de dire, les calculs du rein, accompagnés de pyélite, présentent deux ordres de complications : le pus formé dans le rein distend le bassinet ; en ce lieu, il se forme une tumeur que nous avons signalée, ou bien le pus est évacué par l'urine.

Dans le premier cas, voici ce qui peut arriver : le calcul augmente, le bassinet se dilate ; le calcul oblitère l'uretère, l'abcès du rein augmente ; les parois du bassinet peuvent se rompre, la mort peut être instantanée, par péritonite suraiguë. Mais il peut arriver aussi qu'il se forme un abcès dans le tissu cellulaire sous-péritonéal qui se propage dans le flanc ; le calcul s'engage alors dans la cavité de ce nouvel abcès. Cet abcès consécutif peut s'ouvrir dans l'intestin, le pus est alors évacué par les selles ; il peut s'ouvrir dans l'estomac,

et le pus est rejeté par les vomissements. On a vu même le pus per-
forer le diaphragme, se frayer une voie à travers le poumon, et
former comme une vomique (1).

A ce moment, l'état général du malade, les frissons répétés, les
accès de fièvre avec rémission ; la diminution de la sécrétion urinaire, et les autres signes propres à l'existence de la tumeur rénale,
l'œdème des parois abdominales dans le flanc, sans rougeur ni changement de coloration à la peau ; la douleur à la pression, sont les
indices d'une suppuration profonde et de sa réaction sur la santé
générale.

Boyer (2) a rapporté qu'il existe des exemples d'abcès de cette
sorte qui, abandonnés à eux-mêmes, ont eu une terminaison heu-
reuse ; la pierre qui les causait était sortie avec la matière purulente. Ces abcès, une fois ouverts seuls, peuvent cependant ne pas
être suivis de guérison ; le calcul, irrégulier, en forme de corail,
reste attaché aux calices ; la plaie ne se referme point, il y a une
fistule urinaire lombaire.

De la fistule urinaire lombaire.

Lorsqu'une fistule lombaire s'est établie en vertu d'un effort de la
nature, effort conservateur, le pus et l'urine coulent par la fistule,
et le malade est momentanément à l'abri d'une mort certaine.

Le trajet de la fistule est ordinairement sinueux ; il ne tarde pas
à se recouvrir d'excroissances fongueuses qui se développent au
niveau de son ouverture cutanée ; la cicatrice se déprime.

L'urine coule incessamment ; dans les premiers moments, elle est
mêlée à du pus bien lié.

Divers accidents peuvent se présenter : l'oblitération de la fistule

---

(1) Lenepveu, thèse inaug.; Paris, 1838.
(2) *Traité des maladies chirurgicales*, t. IV, p. 19.

par des fongosités, l'obstruction par un calcul ou un fragment de
calcul ; les malades éprouvent des accidents graves par suite de
la rétention d'urine dans le rein, et qui ressemblent aux accidents
aigus des calculs, à la colique néphrétique ; d'autres fois, à cette oc-
casion, un abcès se forme dans le rein et met de nouveau les jours
du malade en péril ; quelquefois, à la suite de ce second abcès, le
calcul a été reconnu, extrait, et les malades ont pu être radicale-
ment guéris. Mais, dans la majorité des cas, les malades tombent au
contraire dans le marasme, ils sont en proie à une hecticité putride
appelée *phthisie rénale*.

Les fistules urinaires lombaires persistent, surtout dans les cas
où il y a une oblitération ou un rétrécissement de l'uretère.

En même temps qu'un seul rein est affecté, l'autre continue à
fonctionner, de sorte que les malades peuvent trouver dans la formation d'une fistule une espèce de guérison des calculs urinaires.
Certains auteurs ont dit qu'il y avait une hypertrophie du rein sain.

DIAGNOSTIC.

Trois questions doivent être posées :

Peut-on reconnaître les calculs du rein qui ne s'accompagnent
pas d'accidents ? A cette première question, nombre de faits authen-
tiques répondent non.

Peut-on diagnostiquer les calculs qui ne déterminent que des accidents passagers ? La colique néphrétique, avec ses caractères, ses
retours à distances prolongées, l'excrétion d'un calcul après un accès,
peuvent être un élément certain de diagnostic.

Étant donnée une tumeur du rein, peut-on dire si elle contient
des calculs ? Cela est extrêmement difficile à établir, ainsi qu'on le
verra dans les observations rapportées plus loin. Ce ne sont point
les antécédents seuls du malade qui peuvent mettre sur la voie, il
y a beaucoup de calculeux qui n'ont jamais rendu de graviers. Ce
ne sont point non plus les signes de néphrite qui éclairent, ils ap-

partiennent à la néphrite simple et aux diverses dégénérescences du rein. La grosseur des tumeurs formées par la distention du bassinet, par un calcul baignant dans un épanchement purulent dans le rein n'est pas toujours en rapport avec les signes graves observés, seulement ce qu'on peut dire , c'est que les grosses tumeurs sont le plus souvent le fait d'une dégénérescence kystique du rein.

L'examen des urines, l'oxalurie, la diathèse urique, peuvent indiquer une altération de la santé générale aussi bien que l'existence de calculs du rein. Le bruit de collision des calculs ne dit pas davantage ; un seul moyen reste : la ponction exploratrice avec le trois-quarts capillaire.

Ce n'est point la nature des produits expulsés, qui est le plus souvent celle du pus, qui indiquera la présence du calcul ; ce sont les différents chocs et bruits que l'on peut produire en touchant le calcul avec un corps métallique. La ponction exploratrice ne saurait être faite en avant que dans le cas d'adhérences ; en arrière et sur les côtés cela est beaucoup plus possible , et peut être fait avec sécurité ; la ponction exploratrice n'offre pas de dangers par elle-même, *mais elle ne doit pas être faite avant l'existence d'une tumeur.*

Au début, même après des coliques néphrétiques antérieures, des erreurs de diagnostic peuvent être commises.

Lorsqu'il y a tumeur dans la région splénique, des erreurs de diagnostic peuvent encore être faites ; Baillou (1) dit avoir vu une femme , à l'autopsie du corps de qui on trouva un kyste du rein avec un calcul ; le rein du côté opposé était très-petit. On avait pris la tumeur pour un engorgement de la rate. La tumeur était volumineuse, dure, siégeait dans l'hypochondre.

Dans l'histoire de la Société royale de médecine de Paris , 1750. on trouve l'histoire d'une femme qui avait une tumeur dans la ré-

---

(1) *Ephemeridæ et epidemiæ*, lib. ii.

gion latérale droite du ventre qui fut prise pour un engorgement du mésentère, et qu'on avait tenté de fondre par des substances savonneuses. A l'autopsie, on trouva un rein, le droit, dégénéré, il présentait des bosselures semblables à des circonvolutions intestinales ; le rein paraissait être devenu membraneux et formé par une multitude de kystes. Ouvert, il présentait de nombreuses cellules ; la substance propre du rein était déformée et contenait un calcul de la grosseur d'un pois. Cette erreur de diagnostic portait sur le siége de la tuméfaction ; le calcul contenu dans le rein semblait être un épiphénomène. Nous n'avons rapporté ce fait que pour montrer la difficulté du diagnostic non-seulement des calculs du rein, mais encore des maladies avec lesquelles ils coexistent.

On trouve dans Boyer d'autres faits où il existait à la fois une dégénérescence d'un rein et des calculs dans l'autre.

Un homme qui avait rendu des graviers et présentait des symptômes alarmants de coliques néphrétiques et de néphrite, examiné, présentait au niveau du rein droit une tuméfaction dure ; ses urines restèrent normales jusqu'à sa mort qui survint après un état prolongé de marasme ; du pus s'était fait jour dans les intestins.

A l'autopsie, on trouva le rein droit, siége d'une dégénérescence kystique formée par une enveloppe contenant une matière puriforme et gélatineuse ; le rein était entièrement désorganisé. Le rein gauche, ou plutôt les calices et le bassinet du rein gauche étaient remplis de calculs. Ici la maladie principale était la dégénérescence du rein droit, et cependant les caractères des urines, les graviers rendus, autorisaient à penser que l'on avait affaire à une dégénérescence due à une néphrite calculeuse du rein.

Le diagnostic des calculs du rein, lorsqu'il y a une néphrite, est quelquefois difficile ; on diagnostique souvent purement une néphrite, tel est le fait suivant :

Dance a vu une jeune fille qui vint mourir à l'Hôtel-Dieu avec une néphrite. A l'autopsie, on trouva les reins durs, contenant des masses de calculs ; le rein droit renfermait 9 calculs ; le rein gauche, 15.

Ils baignaient dans le pus et étaient enchâssés dans des loges dont la
muqueuse était rouge et épaisse. La forme de ces calculs était très-
variée : l'un ressemblait à une racine de bistorte, l'autre à un clou,
un autre à un chou-fleur ; un autre présentait des embranchements
rameux comme un bois de cerf. Ces calculs avaient des facettes.

Les faits signalés dans le mémoire de Chomel (1) sont du même
ordre. Dans une observation empruntée au journal de Vandermonde.
« le rein altéré contenait dix pierres ardoisées, » qu'on n'avait pas
diagnostiquées pendant la vie ; la néphrite seule avait été reconnue.

Dans d'autres cas, on confond les accidents de la néphrite avec
ceux du cancer du rein ; c'est en général à la fin des accidents, lorsque les malades sont tombés dans un état remarquable d'épuise-
ment, que l'on peut rattacher les accidents à une pareille lésion organique.

« Un vieillard présentait une teinte jaune cachectique avec des hématuries ; on avait diagnostiqué un cancer du rein. Cet homme
s'était toujours bien porté jusque il y a environ trois ans. A cette
époque, il a commencé à ressentir des douleurs de rein du côté
gauche ; ces douleurs étaient plutôt sourdes qu'aiguës ; elles ne
ressemblaient en rien à celles des coliques néphrétiques.

Lors de son entrée à l'hôpital, le malade raconte que les douleurs
sont plus fréquentes depuis un mois, et qu'elles sont aussi un peu
plus aiguës. La percussion ne fournit aucun trouble ; les urines sont
louches, et laissent déposer du pus, mais pas de graviers.

Il n'y a ni fièvre ni frisson.

Le malade a beaucoup maigri depuis un an ; ses yeux sont exca-
vés, ses traits tirés ; sa peau offre une teinte terreuse.

On diagnostique un cancer du rein.

Régime tonique. Le malade finit par mourir dans le marasme.

A l'*autopsie*, le rein gauche est trois fois plus volumineux qu'à

---

(1) *Bulletins de la Société anatom.*, 1858, p. 84.

l'état normal ; il présente en un point de la fluctuation et en d'autres une dureté pierreuse. Le rein ouvert laisse échapper du pus ; les calices mis à découvert renfermaient des calculs, dont quelques-uns égalaient le volume d'un œuf de poule. Ces concrétions sont remarquables par leur forme ; elles envoyaient des prolongements qui faisaient saillie à l'orifice des calices. »

Diagnostic de la tumeur rénale. On a vu que la tumeur rénale était formée par le bassinet distendu par une collection de pus et d'urine, que le rein participait quelquefois à cette inflammation, enfin que la tumeur s'étend dans le flanc, repousse la rate et l'estomac, et fait saillie en arrière, en dedans et en avant. A droite elle est au-dessous du foie.

Cette tumeur peut être confondue avec des tumeurs de la rate, nous en avons rapporté un exemple ; avec des tumeurs du foie, à droite ; enfin avec des tumeurs de l'abdomen.

Examinons quelques-uns de ces points :

Les tumeurs du foie, les kystes hydatiques, peuvent être pris pour une pyélite avec rétention de la suppuration ; mais la fréquence relative des tumeurs hydatiques, leur tendance à se porter en avant, le frémissement hydatique, éclaireront. Si les hydatides étaient mortes, si la suppuration s'était faite au dedans, le frémissement aurait disparu ; mais il serait possible, dans la grande majorité des cas, de retrouver, en cas de pyélite suppurée, dans les antécédents du malade, des accidents du côté des voies urinaires, les malades ont uriné souvent du pus et du sang dans le cas de calcul.

Les tumeurs formées par la vésicule de fiel remplie de calcul pourraient donner ce bruit de collision des corps durs que M. Rollet, Howison, disaient avoir senti dans les pyélites calculeuses avec tumeur ; mais les accidents de coliques hépatiques, dans les antécédents, serviraient à éclairer le diagnostic.

Les tumeurs intra-abdominales, telles que les anévrysmes de l'aorte descendante, se reconnaissent aux battements, à l'expansion ;

à la diminution des battements dans les artères du membre infé-
rieur.

Le cancer de l'épiploon est plus superficiel ; les tumeurs du mésentère jouissent d'une certaine mobilité.

Il n'en est pas de même des tumeurs du pancréas ; mais ce que
l'on peut dire ici , c'est que les tumeurs de l'abdomen sont en général promptement suivies d'ascite , en vertu de la compression
qu'elles exercent sur les vaisseaux veineux.

Les abcès par congestions se rapprochent plus des tumeurs des
reins. Ils sont situés sur les parties latérales de la colonne verté-
brale ; ils n'occasionnent pas d'ascite ; mais ils ne s'accompagnent
d'aucun trouble antérieur de la sécrétion urinaire, tout comme les
dernières tumeurs que nous venons d'énumérer, ce qui est le principal élément de diagnostic.

En général encore, les pyélites, au moment de leur accroissement,
et après qu'il y a eu formation d'une tumeur, peuvent s'accompagner
de douleurs sciatiques et d'engourdissement dans les membres inférieurs, qui peut aller jusqu'à la paralysie. Stanley a le premier décrit
la paralysie dans les maladies des organes génito-urinaires ; les re-
lations de voisinage du rein avec les nombreux plexus qui entourent
cet organe expliquent un retentissement sur le plexus solaire et de
là sur la moelle. Mais ces paralysies appartiennent plus spécialement
aux affections des organes génito-urinaires externes, aux affections de la vessie, comme l'a montré M. Leroy d'Étiolles dans sa
thèse inaugurale. De tels accidents néanmoins, coïncidant avec la
présence d'une tumeur dans la région rénale, pourraient servir à
établir le diagnostic.

Ce n'est pas tout d'avoir distingué qu'il y a tumeur rénale. Plusieurs
cas peuvent exiger un diagnostic plus précis. Dans les uns, le diagnostic est relativement facile, et la thérapeutique n'est pas plus effi-
cace. C'est lorsque la tumeur s'est ouverte dans les intestins, les dé-
jections contiennent du pus portant une odeur urineuse. Lorsque

l'on presse sur la tumeur, elle se vide quelquefois en grande partie. La santé générale altérée, l'hecticité rénale, confirment encore le diagnostic.

Mais, quand la tumeur ne présente pas ces caractères, lorsque l'on a reconnu qu'elle est formée aux dépens du rein, peut-on dire qu'elle renferme des calculs? Ce point de diagnostic, que depuis un temps immémorial on a agité, a été à toutes les époques une des contre-indications à la néphrotomie ou du moins à la lithotomie rénale. Cependant on peut dire, d'après l'état de la science, que dans l'immense majorité des cas, la pyélite reconnaît pour cause la présence des calculs, de sorte que, lorsque l'on a diagnostiqué une pyélite, on peut, sans trop se hasarder, soupçonner que le rein renferme des calculs, qu'il y a oblitération de l'uretère soit par le fait du calcul, soit par le fait de l'inflammation. La pyélite est donc le point important sur lequel doit reposer le diagnostic du calcul.

Est-il aisé de dire que l'on a affaire à une pyélite? Nous ne le pensons pas, et les faits jusqu'alors ne l'ont pas prouvé suffisamment pour que nous puissions être affirmatif à cet égard. L'hydronéphrose, les kystes multiples du rein cependant, ont un caractère spécial, celui de n'être point douloureux, de s'être développés sans produire la moindre réaction sur la santé générale. Il est bien entendu que s'il y a communication libre entre la tumeur et les uretères, l'issue de pus et de sang mélangés à l'urine lève toutes les incertitudes de diagnostic.

Les difficultés existent surtout dans les cas où les deux tumeurs se sont développées sans faire éprouver aux malades aucun accident : dans les observations que nous avons rapportées plus haut, on a vu des pyélites calculeuses que rien pendant la vie n'avait fait soupçonner (1).

---

(1) Si le rein est déplacé, les obscurités du diagnostic redoublent, non-seulement au point de vue des calculs qu'il renferme, mais encore au point de vue de la tumeur elle-même.

PRONOSTIC.

Les calculs du rein, en dehors des accidents qu'ils déterminent, ne sont pas une maladie qui rende la vie incommode, il y a des faits nombreux de calculs des reins chez les animaux, et qui semblent pouvoir séjourner dans les reins sans péril pour les individus ; chez les hommes, il y a des cas de calcul du rein qui ne se sont révélés par aucun signe, par aucun dérangement de la santé générale et qu'on a trouvé seulement à l'autopsie.

Les coliques néphrétiques ne sont pas des maladies mortelles ; quelquefois, à la suite d'un de ces accidents, le calcul qui l'avait déterminé est expulsé, et les malades sont définitivement guéris. D'autres, en vertu de la disposition de leur urine, sont susceptibles d'être atteints d'un nouveau calcul et de nouvelles coliques néphrétiques.

Les calculs du rein, par suite des complications auxquelles ils peuvent donner lieu, sont très-graves, la répétition des coliques néphrétiques, l'inflammation du rein, sont des complications tellement graves qu'elles justifient les tentatives qui ont été proposées de tout temps pour faire disparaître les calculs du rein.

Les maladies générales qui suivent l'altération des reins, l'hecticité qui suit la formation du pus, l'établissement d'une fistule, aggravent encore le pronostic.

Cependant les fistules lombaires rénales ne sont point toutes mortelles. Rivière, Albrecht, Tulpius, Colot, J.-L. Petit, Chopart, et les auteurs modernes, ont consigné dans leurs livres des exemples de fistules lombaires avec lesquelles les malades ont pu vivre, quoique affectés de cette triste infirmité ; mais, ici encore, le pronostic avait quelque chose de fâcheux, des accidents surviennent autour de la fistule, il y a une oblitération possible de son trajet, une sorte de récidive de l'abcès qui compromet de nouveau la vie des malades.

Il faut savoir néanmoins que ces fistules peuvent guérir seules ; il y en a deux exemples dans un mémoire sur la néphrotomie, dans le Xe vol. des *Mémoires de l'Académie de chirurgie.* Boyer les connaissait, lorsqu'il dit qu'il peut se faire que la tumeur formée par le bassinet, distendu par du pus, contracte des adhérences avec les parois abdominales et se fasse jour à travers la couche musculeuse et les téguments : le calcul sort avec la suppuration, la fistule se referme et le malade est guéri. Dans les cas de ce genre, l'atrophie du rein est une circonstance favorable pour le pronostic. Il est difficile en effet que les choses puissent se passer comme le dit Boyer, s'il y a tumeur rénale, c'est-à-dire oblitération de l'uretère et conservation d'une partie du rein sécrétant encore.

Les lésions coexistantes avec la fistule sont des faits qui rendent le pronostic plus défavorable encore; Howship (1) a vu une carie de la douzième côte après un abcès du rein.

Lorsque les deux reins sont atteints de calculs, le pronostic est beaucoup plus grave; au moindre accident la sécrétion urinaire est entravée, et le péril où se trouvent les malades est beaucoup plus grand. Si un seul rein est malade, il peut arriver à un de ces états qui ont été mentionnés, sans que la santé générale soit troublée.

Il en est de cet abcès du rein comme des abcès froids, tant qu'il ne sont pas ouverts, il n'y a pas de fièvre hectique. Bien que la sécrétion urinaire soit diminuée, il n'y a pas d'accidents produits par cette diminution de l'urine. Peu à peu le rein du côté opposé s'habitue à suffire à la nécessité de l'excrétion de l'urine.

Lorsque les deux reins ne subissent pas les altérations que nous avons mentionnées, des calculs dans ces deux organes à la fois ne sont point une cause de mort prématurée. La vie peut se conserver pendant longtemps.

Si, par une de ces anomalies originelles assez fréquentes, il n'y a qu'un seul rein, les accidents des calculs ont une gravité de beaucoup plus grande.

______

(1) Pouteau, *OEuvres posthumes.*

Les calculs du rein ont souvent donné naissance à des calculs vésicaux, c'est une de leurs complications. Il faut ajouter aussi cet élément au pronostic.

Les difficultés de la thérapeutique pour faire disparaître les calculs, l'inexactitude de leur diagnostic, aggravent encore le pronostic
de cette affection.

TRAITEMENT.

Nous passons sur le traitement de la gravelle, qui comporte deux
indications : 1° faciliter la dissolution et l'expulsion des graviers
par les boissons abondantes et médicinales, telles que l'eau de Vichy et les préparations alcalines ; 2° empêcher la formation de ces
dépôts par un régime.

Le traitement des calculs du rein, ceux sur lesquels nous nous
sommes le plus appesanti, doivent être attaqués par les médications
suivant les quatre indications suivantes :

1° Combattre les accidents aigus produits par le déplacement du
calcul ;

2° Combattre les accidents inflammatoires qui tendent à se déve-
lopper ;

3° Changer les dispositions de l'urine, essayer de faire dissoudre
le calcul, par les médicaments dits lithontriptiques, et par un régime
approprié ;

4° Faire sortir le corps étranger.

Traitement de la colique néphrétique. 1° Comme il est matériellement
impossible de faire sortir un calcul au moment où existe une colique
néphrétique, il faut se borner à calmer les douleurs atroces qu'é-
prouvent les malades. Autrefois on proposait de favoriser l'expulsion du calcul, par des secousses imprimées au malade, par des pres-
sions et malaxations de la région rénale. Boyer a reproduit ces

indications, auxquelles on n'a plus recours. M. Trousseau cependant les met quelquefois en pratique pour déplacer seulement le calcul.

Il y a dans la colique néphrétique, comme dans les maladies où existent des douleurs vives, une tolérance pour les préparations opiacées. On peut donner impunément en plusieurs fois 30, 40 et même 50 centigrammes d'extrait d'opium dans un même accès. Chez les malades qui vomissent, il faut donner l'opium en lavement, et ici les doses peuvent être beaucoup plus élevées pour produire de l'effet.

Il faut en même temps placer des cataplasmes arrosés de laudanum sur toute la région du rein malade; un bain tiède sera prescrit, et les malades devront y séjourner le plus de temps qu'ils pourront.

Pendant ce temps, des boissons en grande abondance seront administrées, afin que la sécrétion urinaire augmente et que le calcul puisse être plus facilement expulsé.

Ce n'est pas tout d'avoir calmé une colique néphrétique, il faut encore chercher à en prévenir le retour. Quand même le calcul aurait été expulsé, il faut néanmoins chercher à faire disparaître la tendance à la reproduction; c'est ce qui peut être obtenu par l'exercice, l'habitude des bains, l'usage des eaux minérales et surtout le régime. C'est ce que l'on retrouvera tout à l'heure.

Quelques praticiens appliquent des vésicatoires, d'autres donnent des cantharides comme diurétiques.

Le chloroforme en inhalation et en friction a été vanté par M. Trousseau.

2° Les accidents inflammatoires qui s'établissent après une ou plusieurs coliques néphrétiques doivent être vigoureusement attaqués. Des sangsues seront appliquées sur la région; des cataplasmes seront sans cesse renouvelés, des frictions mercurielles auront été préalablement faites.

Contre les douleurs atroces qu'éprouvent les malades, M. Grisolle a donné jusqu'à 60 grammes d'opium sans produire d'effet. Il

est rationnel de ne pas donner en abondance des boissons diurétiques, surtout si l'uretère est oblitéré; en général, du reste, dans les
inflammations rénales, les boissons prises en abondance ont ceci
de mauvais qu'elles forcent à fonctionner un organe congestionné
et déjà malade.

Dès qu'il s'écoule du pus avec l'urine, il y a avantage à prescrire
alors les divers traitements appropriés à la suppuration chronique
des vicères; on appliquera avec fruit un ou deux cautères sur la
région, dans le but de produire une forte révulsion sur l'organe
malade. Ce traitement ne s'adresse, du reste, qu'à la complication
et non à la lésion primitive, le calcul.

Malgré cet état du rein, dans le passage à l'état chronique de l'inflammation aiguë, il est indiqué de faire usage des boissons desti-
nées à modifier l'urine et à dissoudre les calculs ou empêcher leur
accroissement, seulement il faut attendre que l'inflammation soit
calmée.

3° Depuis longtemps les médecins prescrivent contre les calculs
rénaux les boissons alcalines, l'usage des eaux minérales de Vichy,
et de Contrexeville particulièrement (Trousseau et Pidoux, *Thérapeutique*).

Ces eaux se virent attribuer la propriété de dissoudre ou au
moins d'empêcher de croître les calculs d'acide urique, le phosphate
de chaux, l'urate d'ammoniaque.

Leur alcali a été considéré comme le principe de cette action.
M. Leroy d'Étiolles a dit, il est vrai, que l'abus des alcalins pris
en excès pouvait favoriser le développement de calculs de sels terreux, tels que les calculs de phosphate et carbonate de chaux et de
magnésie, substituant simplement un dépôt à un autre (1).

Golding Bird a établi une distinction entre tous les traitements

---

(1) Leroy d'Étiolles, *Lettre à l'Académie de Médecine ;* Paris, 1839.

qu'exigent les dépôts urinaires qui causent les calculs suivant leur nature ; nous le suivrons ici.

Les calculs d'acide urique sont ceux qui existent le plus fréquemment, ils tiennent à une foule d'états généraux de l'économie, se traduisant par une augmentation de la proportion d'acide urique dans l'urine. Donc il y a une première indication générale.

Golding Bird ne croit pas qu'il y ait une médecine spécifique propre à empêcher cette diathèse urique, et il groupe les agents thérapeutiques sous trois chefs : surveiller les fonctions de la peau ; tonifier les organes digestifs ; appliquer les remèdes appropriés à la modification de l'urine.

Il recommande d'abord les diaphorétiques, les vêtements chauds ; il rapporte une observation de Wilson Philips, qui a fait voir que les marins ont rarement des calculs ; cela tient, suivant Wilson, à ce que les marins, dormant dans les entre-ponts du navire, couchent régulièrement chaque nuit dans un bain de vapeur. C'est peut-être porter trop loin la manie des explications théoriques des faits. Les marins ont une diète saine et réglée, et sont loin de toutes les influences délétères des grandes villes.

Il vante ensuite l'usage de l'hydrothérapie qui agit sur la fonction urinaire en tonifiant les organes cutanés et digestifs, en réparant les forces générales de l'économie.

En même temps, comme cela est prescrit depuis plus d'un siècle, les aliments azotés sont exclus du régime auquel les malades doivent être soumis. Cette exclusion peut être complète. L'usage des excitants diffusibles, comme le café, ne jouit que d'une faveur médiocre parmi les médecins d'aujourd'hui. Quelques médecins les permettent, d'autres les repoussent.

L'exercice modéré, mais régulier, est de toute nécessité.

Les personnes chloro-anémiques peuvent présenter l'urine chargée outre mesure d'acide urique, qui disparaît quand l'économie est pour ainsi dire réhabilitée. Dans les cas de ce genre, les préparations ferrugineuses doivent être associées de préférence à un acide vé-

gétal ; ainsi on peut donner le citrate de fer ammoniacal à la dose
de 30 à 40 centigrammes par jour, le lactate de protoxyde de fer
immédiatement après le repas.

Golding Bird a pu plusieurs fois supprimer une excrétion d'acide
urique par l'emploi du colchique.

Les dissolvants de l'acide urique sont les alcalis et leurs car-
bonates, le borate et le phosphate de soude, les acides benzoïque
et cinnamique.

Les remèdes employés sont les suivants :

1° La solution de potasse, qui se donne à la dose de 4 grammes,
trois fois dans la journée, dans une grande quantité d'eau. (La solution alcaline de Brandish, autrefois très-employée en Angleterre,
n'agit que par la potasse caustique qu'elle renferme ; le remède
de Miss Stevens est dans le même cas.) La solution de potasse peut
être administrée facilement dans de la bière amère ou *pale ale*.

2° Les bicarbonates de soude et de potasse, remèdes très-efficaces
et qui sont d'un usage commode. On donne ce sel à la dose de 0 gr. 50
à 2 grammes, en trois fois dans la journée, dans de l'eau de Seltz ; on
peut aller jusqu'à 4 grammes, sans dégoût pour les malades. Pour
aider à ce traitement, il faut que les malades boivent beaucoup d'eau
pure. Golding Bird ajoute, sous forme de réflexion et avec beaucoup
de raison, que l'eau est le meilleur des lithontriptiques.

3° Les eaux minérales de Vichy, dont l'importance est depuis longtemps aussi connue que salutaire pour un bon nombre de malades
atteints de calcul du rein. Parmi les sources les plus employées, il
faut citer la source de la Grande-Grille et la nouvelle source des Cé-
lestins, où, d'après les analyses successives de MM Petit (1), Durand-
Fardel (2) et Bouquet (3), il résulte que l'eau de Vichy contient du

---

(1) Petit, *Mode d'action des eaux de Vichy* ; Paris, 1850.
(2) Durand-Fardel, *des Eaux de Vichy*, 1851.
(3) Bouquet, *Histoire des eaux minérales de Vichy, Cusset, Hauterive.*

bicarbonate de soude. Le dernier de ces auteurs a démontré que l'eau des sources les plus riches de Vichy contient de 4,8 à 4,1 de bicarbonate de soude. L'eau de Vichy qui est consommée comme boisson de table, contient cette proportion, et en prenant un demi-litre par jour de cette eau, on consomme environ 2 grammes de bicarbonate de soude.

Le tartrate de potasse, à la dose de 1 gr. 50, est aussi employé.

4° De ce que l'acide urique est soluble dans une solution de borate de soude, un traitement au borate de soude a été institué. Golding Bird dit que chez les femmes il doit être employé avec ménagement, car c'est un stimulant de l'utérus.

Voici la formule qu'adopte M. Bouchardat :

> Bitartrate de potasse . . |
> Borate de potasse. . . . | $\bar{a}\bar{a}$ 5 grammes.
> Bicarbonate de potasse . . . . 1 gramme.
> Eau, une bouteille.

5° L'action dissolvante du phosphate de soude sur l'acide urique, signalée par Liebig, a été l'origine d'un traitement; on a donné de 1 gr. 50 à 3 grammes de cette substance.

Le Dr Buckler, de Baltimore, a proposé l'usage du phosphate d'ammoniaque surtout dans les cas où l'acide urique dépose comme élément de formation calculeuse. Golding Bird dit que ce remède a réussi à dissoudre l'acide urique dans l'urine, et que le phosphate d'ammoniaque semble supérieur au borate et au phosphate de soude. Plusieurs médecins anglais repoussent l'emploi de la soude, comme pouvant former avec l'acide urique des sels insolubles.

Les acides benzoïque et cinnamique ne paraissent pas d'une efficacité incontestable. Le benzoate d'ammoniaque semble exciter heureusement la diaphorèse; c'est à ce titre seulement qu'il peut être bon dans les affections calculeuses.

Quand on a affaire à des calculs de cystine, que l'on peut supposer

par l'examen de l'urine, si elle contient de la cystine, le seul traitement spécial est l'acide nitro-chlorhydrique. Il a été employé par
Prout et Golding Bird. On peut aussi, se fondant sur la relation entre
la scrofule et les dépôts urinaires de cystine, administrer le sirop
d'iodure de fer.

Lorsque les dépôts et les calculs sont formés d'oxalate de chaux,
on emploie toujours avec succès un régime composé de nourriture
exclusivement végétale, des vêtements chauds.

Il faut se garder de vin et de bière, surtout pendant le repas; on
peut leur substituer avec avantage un peu d'eau-de-vie ou de gin
avec de l'eau (1).

Prout a donné, dans les cas de ce genre, de l'acide chlorhydri-
que, ou plutôt de l'acide nitro-chlorhydrique à petite dose, associé
quelquefois au calomel. En Angleterre il produisait de bons effets.

L'action de cet acide, qui n'est autre chose que l'eau régale, agit-
elle sur la dyspepsie, origine habituelle de l'oxalurie, comme on le
voit dans les observations de la clinique de M. Trousseau, comme
l'ont expliqué MM. Solly et Graham? Cela peut être, et ne contre-in-
dique en rien l'emploi de cet acide dans les cas de calculs supposés
d'oxalate de chaux.

Golding Bird a donné contre cette diathèse oxalurique le colchique, qui agit efficacement, selon lui, en facilitant l'excrétion urinaire. L'acide urique a remplacé l'acide oxalique.

Les diverses altérations de la santé générale, les troubles digestifs,
l'anémie, seront traités par des remèdes appropriés (2).

Dans tous les calculs du rein en général, il faut avant tout considé-
rer, dans l'institution du traitement, *les forces et les conditions indi-
viduelles du malade.*

Lorsque les calculs sont formés de phosphates terreux, presque

---

(1) Syme, *Principles of surgery,* p. 320.
(2) Begbie, *Monthly journal,* 1849.

constamment ils sont liés à un état irritatif des organes sécréteurs
de l'urine; on trouve les dépôts de ces sels dans beaucoup d'affections qui ont un caractère d'acuité réelle , à part le rachitisme et
l'ostéomalacie. Dans ces cas , lorsque les calculs se forment , il y a
presque toujours une irritation locale originelle au moment où le
calcul prend naissance. Les calculs de cet ordre ne peuvent être atteints que par un changement de qualité de l'urine, ce qui est fort
difficile ; car lorsque des phosphates terreux , le phosphate ammoniaco-magnésien en particulier, sont formés en calcul, l'urine devient alcaline; elle agit sur les muqueuses, qui sécrètent un mucus
filant qui perpétue les qualités alcalines de l'urine. C'est contre les
calculs de cette espèce qu'ont été préconisées les boissons gazeuses,
l'eau de Seltz , qui peuvent fournir assez d'acide carbonique pour
dissoudre en partie les phosphates terreux. Les boissons abondantes,
un régime rafraîchissant, seront encore là d'un bon usage. On prescrit aussi aujourd'hui les alcalins dans tous les cas de calculs , sans
doute à cause que l'eau minérale alcaline est à la fois un dissolvant
des urates et oxalates, et un diurétique.

En résumé, à part ce qui ressort du traitement spécial à chaque
espèce de calcul , il résulte de ce qui a été dit que l'on doit avant
tout donner des boissons diurétiques, qui ont toutes au moins pour
effet d'augmenter la quantité d'urine sécrétée, et par conséquent la
dissolution des dépôts. Un régime scrupuleux doit être observé ; la
privation des aliments azotés , le régime végétal, doivent être soi-
gneusement observés, à part quelques exceptions.

L'entretien des fonctions de la peau, de la fonction de l'excrétion,
de la sueur, a un rôle marqué dans l'amélioration de la santé et
la restitution de la composition normale de l'urine.

On obtient ce résultat par les grands bains, les bains de vapeurs
et même l'hydrothérapie.

Les excès de toutes sortes doivent être proscrits.

Traitement chirurgical des calculs du rein.

Depuis Hippocrate, une idée a été appuyée ou rejetée tour à tour à toutes les époques de la médecine ; le texte d'Hippocrate, que nous avons rapporté à l'*historique*, a servi de prétexte à toutes les tentatives qui se sont produites pour établir l'utilité et la possibilité de la néphrotomie.

Il y a dans les *Mémoires de l'Académie de chirurgie* un travail de Hévin, sur la néphrotomie, où l'histoire et les vicissitudes de cette opération sont exposées de telle façon qu'il ne reste plus rien à dire.

En lisant cet ouvrage, on peut voir, que parti de la néphrotomie du texte d'Hippocrate, on y est peu à peu revenu par une série de transitions que l'on peut diviser en trois périodes. Les successeurs d'Hippocrate ne changèrent rien à l'histoire de la néphrotomie ; dans la période qui suivit, des recherches anatomiques établirent la possibilité d'atteindre le rein par la région lombaire ; c'est à la suite de cette remarque que se produisirent les deux faits contestables et contestés du franc archer de Meudou et du consul Hobsou, opéré par Pierre de Marchettis. Une période de discussion suivit, de laquelle sortirent des procédés opératoires et des indications thérapeutiques, non-seulement pour l'ouverture d'un abcès du rein et l'extraction d'une pierre, mais encore pour l'extirpation totale d'un rein malade. C'est l'époque où Rousset appuya sur un nombre considérable de remarques et de déductions anatomiques la néphrotomie.

Boret, comme Heister plus tard, se fondait sur le peu de gravité des plaies des reins, sur le fait de malades qui, ayant un abcès du rein, avaient longtemps survécu pour autoriser une plaie chirurgicale de cet organe. Mais cet auteur ajoutait néanmoins qu'il ne fallait faire la néphrotomie que dans le cas où on *sentait bien la pierre*. En Angleterre, au commencement, du XVIII⁰ siècle. Robinson reprit l'idée de Rousset (1); Bordeu, en 1754, dit que « lorsqu'il se trouve une pierre dans le rein comme lorsqu'il y a suppuration dans ce viscère, il faut d'abord appliquer une pierre à cautère à la région antérieure du rein, à l'endroit suffisamment désigné par le point fixe de la douleur ou par la tumeur qui s'y présente, et, après l'effet du caustique, porter l'instrument tranchant jusque dans la substance du rein. » Rousset avait parlé du cautère actuel pour ouvrir l'abcès.

Dans la troisième période, on examina à la fois les faits rapportés, les remarques des auteurs, et force fut de revenir à la simple exposition d'Hippocrate, à savoir : qu'il fallait ouvrir les abcès du rein lorsqu'ils étaient évidents : nous mettons ici en regard les conclusions de Hévin et celles de M. Velpeau, dans sa *Médecine opératoire* (2).

Hévin dit : « La néphrotomie n'est proprement praticable que dans le cas d'abcès qu'on pourrait découvrir extérieurement par quelques signes, soit que le rein soit calculeux, soit qu'il n'y ait aucun soupçon de pierre ; après l'ouverture de l'abcès, si l'on soupçonne une pierre dans le rein, on doit faire toutes les perquisitions nécessaires avec la sonde ou le stylet boutonné, soit même avec le doigt pour la reconnaître et tâcher d'en faire l'extraction avec l'instrument le plus convenable » (3).

M. Velpeau dit qu'il n'y a lieu d'extraire la pierre que quand un abcès existe manifestement et que le malade a présenté les signes de l'affection calculeuse du rein, nettement constatés ; lorsqu'il y a une fistule au travers de laquelle on peut aller à la recherche du calcul, ou bien encore lorsque le calcul a cheminé jusque sous la peau où il se fait sentir ; alors, dit-il, « l'opération se réduit à si peu de chose, et doit être modifiée d'après tant de circonstances, qu'il est inutile de la décrire. »

---

(1) V. Robinson, *Treatise of the gravel and stone,* part. II.
(2) Velpeau, *Médecine opératoire,* t. X, p. 668.
(3) *Mém. Acad. de chirurg.,* t. VIII, p. 325.

Le mode opératoire a beaucoup varié non-seulement pour extraire les corps étrangers, mais pour ouvrir l'abcès : Hippocrate et ses successeurs ouvraient en arrière ; Muralt, Rousset, Riolan, Mercatus et Bordeu, se servaient du cautère actuel et potentiel et semblaient ouvrir l'abcès en avant ; Chalmet, Lafitte, Rivière, employaient l'un ou l'autre de ces moyens.

Hévin ajoute à toutes ces réflexions la nécessité d'introduire le doigt pour s'assurer s'il n'y a pas un double abcès du rein, un dans l'intérieur, un dans le tissu cellulo-graisseux extérieur.

M. Velpeau dit qu'il a ouvert deux vastes abcès du rein où il soupçonnait un calcul, il temporisa néanmoins, et les malades, se trouvant bien, refusèrent de se soumettre à une seconde exploration.

On le voit, en résumé, de toute la pratique qui ressort des discussions de l'Académie de chirurgie, et des traités modernes, il résulte que le traitement des abcès du rein causés par des calculs consiste dans la création d'une fistule lombaire ; que les calculs sont extraits lorsqu'ils se présentent, et que l'on doit les retirer lorsqu'ils se présentent libres, soit avec des tenettes, soit avec un crochet, soit même avec une pince à pansement (Velpeau). Un seul fait moderne nous montre une opération suivie de l'extraction d'un calcul. Dans la Pathologie de M. Nélaton, il y a que : « M. Miquel, d'Amboise, appliqua sur les téguments, dans le point où se trouvait le calcul, une couche assez épaisse de caustique pour produire une eschare profonde ; cette eschare fut incisée, et entre les lèvres de la nouvelle solution de continuité, il plaça une nouvelle couche de caustique, et arriva ainsi jusque sur le corps étranger qui fut extrait » (1). Ce procédé, qui rentre dans la règle générale pour l'ouverture des abcès viscéraux, est un enseignement.

Les exemples de fistules lombaires spontanées, rapportés par

---

(1) Nélaton, t. V, p. 179. M. Trousseau a vu M. Miquel faire la lithotritie rénale à travers une ouverture ménagée par les caustiques.

Rousset, leur peu de réaction sur la santé générale, ont appris que les fistules urinaires rénales n'étaient point mortelles, et, dans ces deux observations qui ont trouvé des faits semblables depuis, on voit qu'il y avait oblitération des uretères, que l'urine coulait par la plaie qui devait être maintenue béante par une bougie ou une canule, et que l'intégrité de la santé tenait au libre écoulement du liquide sortant du rein.

Ce sont là des indications qui ressortent de toutes les observations consécutives. Tulpius et Bonet ont parlé de suppression subite de la fistule et d'accidents de métastase, cela est singulier ; il est évident toutefois que les fistules doivent être maintenues librement ouvertes, parce qu'il n'y a pas de communication entre le dehors et la cavité de l'abcès, autre que la fistule ; la même cause qui a contribué à former l'abcès entretient la fistule.

Boyer dilatait la fistule avec des tentes d'éponge ou de charpie, ou une sonde de plomb de Lafitte (1).

Les soins de propreté sont indispensables : un appareil hygiénique, bien fait, doit être placé pour recevoir les produits écoulés par la fistule.

Diverses complications de la fistule réclament des traitements spéciaux. Des fongosités développées exigent des cautérisations avec le nitrate d'argent ; la compression les fait également disparaître, l'excision n'est pas indispensable. La fistule peut se refermer, alors apparaissent des accidents qui prennent de suite un caractère de gravité inaccoutumé.

Une fistule ainsi produite est une incommodité grave pour le malade, mais il y a trouvé son salut, et même la guérison, dans des exemples rares il est vrai.

La fistule doit être mise à profit pour des explorations répétées ; il est possible d'arriver jusque sur le calcul, qui, s'il est libre, pourra être extrait sans difficulté, et le malade sera guéri.

---

(1) *Mém. Acad. de chirurg.*

Les fistules ne se perpétuent pas toujours lorsque le rein a suppuré; il peut se faire que toute la partie encore saine de cet organe sécréteur ait disparu, comme dans l'observation rapportée par Chomel, et alors la guérison peut se produire à la longue.

En terminant cette étude incomplète des calculs du rein, il nous reste à nous excuser d'avoir traité si rapidement un sujet aussi important. Obligé de partir, sous quelques jours, pour des pays éloignés, nous avons fait ce travail à la hâte, moins pour sa valeur propre que comme le gage d'une étude plus complète que nous espérons offrir plus tard à l'École de Paris. Approfondir la question si importante de la genèse des calculs de l'homme, en se fondant sur l'examen comparé, dans toute la série animale, de l'anatomie et de la physiologie des organes urinaires, de l'état d'acidité, d'alcalinité, de fluidité de l'urine selon le genre de nourriture et le degré de transpiration cutanée, enfin de l'influence de ces conditions sur la formation et la fréquence des calculs, tel est le plan de ce nouveau travail dont nous ne nous pouvons indiquer que les traits principaux.